GOLDMANN
Lesen erleben

Buch

Die meisten Raucher sind davon überzeugt, dass es unendlich schwer ist mit dem Rauchen aufzuhören. Doch die Wahrheit ist: Es kann ganz einfach sein! Jeder kann sofort und dauerhaft aufhören – ganz ohne Rückfälle, Ersatzdrogen und Gewichtszunahme. Dieses Buch liefert eine Kurzfassung von Allen Carrs einzigartiger Methode: Über 100 Schlüsselsätze, Einsichten und Tipps helfen aus der Sucht, mühelos und dauerhaft.

Autor

Der Bestsellerautor Allen Carr hat mit seinen Büchern weltweit Millionen Menschen von Nikotinsucht, Übergewicht und Flugangst befreit, indem er ihnen zeigte, wie sie mir seiner einzigartigen Methode ganz einfach und wie von selbst ihre Probleme hinter sich lassen. Durch den großen Erfolg seiner Selbsthilfe-Methode erlangte Carr internationales Ansehen. Weltweit gibt es »Allen Carr-Standorte« mit speziell ausgebildeten Trainern.

Außerdem von Allen Carr im Programm

Endlich Nichtraucher! (17402)
Endlich Nichtraucher – für Frauen (16542)
Endlich Nichtraucher für Lesemuffel! (16964)
Endlich Nichtraucher für Lesemuffel – für Frauen (11431)
Endlich Nichtraucher! – Der Ratgeber für Eltern (17434, 13893)
Endlich Nichtraucher! Ohne Gewichtszunahme (17319)
Endlich ohne Alkohol (17391, 11426)
Endlich frei von Flugangst (13892, 17417)
Endlich Wunschgewicht! (17380)
Für immer Nichtraucher (16293)

Allen Carr

Endlich Nichtraucher!

Weg mit dem Aschenbecher

Mühelos und dauerhaft

Aus dem Englischen
von Annika Tschöpe

GOLDMANN

FSC® www.fsc.org MIX Papier aus verantwortungsvollen Quellen FSC® C014496

Verlagsgruppe Random House FSC® N001967
Das für dieses Buch verwendete FSC®-zertifizierte Papier
Classic 95 liefert Stora Enso, Finnland.

Dieses Buch ist auch als E-Book erhältlich.

1. Auflage
Deutsche Erstausgabe August 2015
Wilhelm Goldmann Verlag, München,
in der Verlagsgruppe Random House GmbH

Originaltitel: No more ashtrays
Originalverlag: Arcturus Publishing Ltd., London
Umschlaggestaltung: Uno Werbeagentur, München
Umschlagillustration: FinePic®, München
Redaktion: Angela Troni
Satz: Uhl + Massopust, Aalen
Druck und Bindung: GGP Media GmbH, Pößneck
JE · Herstellung: IH
Printed in Germany
ISBN 978-3-442-17517-8
www.goldmann-verlag.de

Besuchen Sie den Goldmann Verlag im Netz

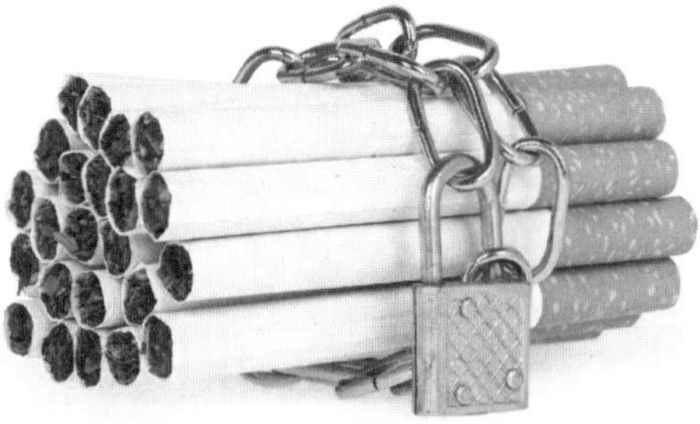

EINLEITUNG

Die meisten Raucher sind felsenfest davon überzeugt, dass es sehr schwer ist aufzuhören. Angeblich braucht man enorme Willenskraft, um dem Verlangen nach einer Zigarette zu widerstehen.

Wäre es nicht wunderbar, wenn man ohne diesen inneren Kampf jederzeit mit dem Rauchen aufhören könnte? Zum Glück gibt es tatsächlich einen ganz einfachen Weg, eine Methode, mit der jeder Raucher auf der Stelle aufhören kann. Und zwar für immer.

Sie brauchen dazu weder übermenschliche Willenskraft noch müssen Sie Entzugssymptome erdulden oder irgendwelche Ersatzprodukte einnehmen. Sie werden nicht einmal Gewicht zulegen.

Ich weiß, wie unglaubwürdig das klingt – aber es stimmt wirklich.

Dass diese Methode tatsächlich funktioniert, beweise ich seit über zwanzig Jahren Tag für Tag, und zwar nicht nur mit meinen Büchern, die sich schon über dreizehn Millionen Mal verkauft haben, sondern auch mit meinen Nichtraucher-Seminaren in aller Welt.

Weil sie so einfach ist, habe ich meine Methode »Easyway« genannt. Ich selbst heiße Allen Carr und gelte als weltweit führender Experte in Sachen Rauchstopp. Ich kann Ihnen helfen, indem ich mit den Mythen und falschen Vorstellungen aufräume, die sich um das Rauchen ranken.

Sie müssen diese lediglich durchschauen – und werden für immer frei sein.

Dieses Buch soll Ihnen ein ständiger Begleiter sein, der Sie ermutigt und Ihnen dabei hilft, mit dem Rauchen aufzuhören – ganz einfach, mühelos und dauerhaft. Ich bin davon überzeugt, dass Sie Erfolg haben werden, und verspreche Ihnen deshalb: Falls es Ihnen nicht gelingen sollte, mit Hilfe dieses Buches aufzuhören, wird Ihnen der Kaufpreis erstattet, wenn Sie ein Allen-Carr-Seminar an einem der Standorte buchen, die hinten in diesem Buch aufgeführt sind.

Ich möchte Ihnen aufzeigen, wie Sie auf angenehme Weise mit dem Rauchen aufhören und werden können, was jeder Raucher sein möchte: ein glücklicher Nichtraucher. Starten Sie noch heute in ein spannendes Abenteuer: Bereiten Sie sich darauf vor, völlig mühelos und dauerhaft mit dem Rauchen aufzuhören.

Endgültig aufhören oder Ihren Zigarettenkonsum reduzieren sollten Sie allerdings erst dann, wenn ich Sie dazu auffordere. Bis dahin rauchen Sie am besten ganz normal weiter. Schließlich können Sie auch ein Leben lang erfolglos versuchen, einen Safe zu knacken, der sich mit der richtigen Zahlenkombination kinderleicht öffnen lässt.

Die Nikotinfalle ist der subtilste, genialste Psychotrick, den Mutter Natur und der Mensch jemals gemeinsam ersonnen haben. Mit diesem Buch halten Sie den Schlüssel in der Hand, der Sie entkommen lässt – die richtige Zahlenkombination für den Safe. Um Ihr Ziel zu erreichen, müssen Sie nur einige denkbar einfache Anweisungen befolgen.

EINE BEWUSSTE ENTSCHEIDUNG?

Stellen Sie sich bitte einmal folgende Frage: Wann haben Sie die Entscheidung getroffen, von nun an Raucher zu sein? Damit meine ich jetzt nicht, wann Sie Ihre allererste Zigarette geraucht haben, sondern wann Sie beschlossen haben, täglich zu rauchen.

Diese Entscheidung haben Sie nämlich niemals getroffen. Niemand beschließt aus freien Stücken, sich mit schädlichem Qualm zu vergiften. Es hat sich vielmehr einfach so ergeben, wie bei allen anderen Rauchern auf diesem Planeten auch.

VIELLEICHT MORGEN

Wann also werden Sie aufhören?
Wenn Sie 120000 Euro ausgegeben haben
(diese Summe muss ein Raucher im Laufe seines
Lebens durchschnittlich für Zigaretten berappen)?
Wenn Sie mit den Zigaretten Ihre Gesundheit
ruiniert haben? Wenn Sie das Gefühl haben,
der richtige Zeitpunkt sei gekommen?

VIELLEICHT NIE

Seit wie vielen Jahren rauchen Sie schon?
Haben Sie sich jemals gefragt, wieso offenbar nie der richtige Zeitpunkt zum Aufhören kommt?

ICH HABE MEINE GRÜNDE

Raucher zählen oft eine ganze Reihe von Gründen auf,
wenn man sie fragt, wieso sie rauchen.

Weil es mir schmeckt.
(Essen Sie die Zigaretten etwa?)
Weil ich dann etwas in den Fingern habe.
(Ein Kugelschreiber tut es auch.)
Wegen der oralen Befriedigung.
(Dafür lässt sich Ersatz finden.)

GANZ BESONDERE ZIGARETTEN

Jeder hat seine Lieblingszigarette, zum Beispiel die erste am Morgen. Dabei schmeckt diese oft besonders schlecht.

Oder ist es die nach dem Essen oder die zum Bier, die beim Telefonieren oder die in Stresssituationen? Wieso sollte eine bestimmte Zigarette aus einer Schachtel anders schmecken als alle anderen, die Sie sonst rauchen?

WÜRDEN SIE SICH WÜNSCHEN, DASS IHRE KINDER RAUCHEN?

Wenn die Antwort »Nein« lautet, dann wären Sie selbst am liebsten Nichtraucher. Wenn das so ist, warum sind Sie es dann nicht?

Viele Raucher behaupten, der Griff zur Zigarette sei eine Angewohnheit, die sie schlecht wieder loswerden. Dabei ist es gar nicht so schwer, sich etwas abzugewöhnen. In Großbritannien ist man daran gewöhnt, auf der linken Straßenseite zu fahren; kommen Briten nach Frankreich, legen sie diese Gewohnheit ganz schnell und ohne Probleme ab.

WIESO RAUCHEN RAUCHER DANN WEITER?

Es gibt keinen einzigen guten Grund für das Rauchen.

Zigaretten schmecken nicht gut.
Zigaretten rufen keine guten Gefühle hervor.
Zigaretten erfüllen keinen Zweck.

Raucher rauchen nur aus einem einzigen Grund:

**Sie sind süchtig nach Nikotin,
der stärksten Droge der Welt!**

SÜCHTIG? WIRKLICH?

Keine andere bekannte Droge macht so schnell abhängig wie Nikotin. Schon nach einer einzigen Zigarette kommen Sie nicht mehr davon los.

Zudem ist Nikotin ein starkes Nervengift. Würde man sich die Dosis aus einer einzigen Zigarette direkt ins Blut spritzen, hätte das tödliche Folgen. Deshalb wird Ihnen von den ersten Zigaretten auch schwindelig und übel. Sie vergiften damit Ihren Körper.

ZIGARETTEN SCHAFFEN EIN BEDÜRFNIS

Wenn das Nikotin aus der Zigarette, die Sie gerade geraucht haben, Ihren Körper wieder verlässt, bleibt ein Gefühl der Leere und Unsicherheit zurück. Raucher, die dieses Gefühl verspüren, »brauchen eine Zigarette« oder »etwas zwischen den Fingern«.

Die nächste Zigarette, die Sie sich anstecken, versorgt Sie wieder mit Nikotin, weshalb das Gefühl der Leere und Unsicherheit verschwindet. Genau das beschreiben Raucher als Befriedigung oder Genuss. Das ist, als würde man zu enge Schuhe tragen, damit man es später genießen kann, sie wieder auszuziehen!

DIE FALLE SCHNAPPT ZU

Nachdem Sie die nächste Zigarette ausgedrückt haben, verschwindet das Nikotin allmählich wieder aus Ihrem System, das Gefühl der Leere und Unsicherheit kehrt zurück, und es verlangt Sie nach der nächsten … und der nächsten … und der nächsten.

Damit hat das Nikotin,
das so intensiv abhängig macht
wie keine andere bekannte Droge,
sein nächstes Opfer gefunden.

DAS KLEINE MONSTER

Stellen Sie sich das Gefühl der Leere und Unsicherheit als kleines Nikotinmonster vor, als Bandwurm in Ihrem Inneren, der sich von dem Gift ernährt.

Raucher rauchen nur deshalb weiter, weil sie das kleine Nikotinmonster füttern müssen.

Sie dagegen werden dieses kleine Monster verhungern lassen!

DIE ILLUSION DES GENUSSES

Die Nikotinfalle ist deshalb so genial, weil sie quasi rückwärts funktioniert. Sie verspüren nur dann ein Verlangen, wenn Sie nicht rauchen. Sobald Sie sich eine Zigarette anstecken, lässt das Verlangen nach.

So wird Ihrem Gehirn vorgegaukelt, dass Rauchen Ihnen tatsächlich Genuss bringt oder Abhilfe schafft, obwohl es eigentlich die Ursache des Problems ist. Nikotin geht ähnlich vor wie ein Ganove, der Ihnen nachts die Dachpfannen vom Haus stiehlt und Ihnen am nächsten Tag anbietet, das Dach neu zu decken.

SEHNSUCHT NACH NORMALITÄT

Wenn Sie rauchen, verspüren Sie nur deshalb Erleichterung, weil das Nikotin die Entzugssymptome bekämpft, die seit der letzten Zigarette entstanden sind. Im Grunde erreichen Sie dadurch lediglich den Zustand, in dem Sie sich früher einmal befanden, bevor Sie die allererste Zigarette Ihres Lebens geraucht haben.

Sie versuchen beim Rauchen also nur, sich wie ein Nichtraucher zu fühlen, der solche Entzugserscheinungen gar nicht kennt.

IMMER TIEFER IN DIE FALLE

Wenn Sie mit dem Rauchen anfangen, gewöhnen Sie Ihren Körper an ein starkes Gift und entwickeln so nach und nach eine Toleranz für die Droge.

Je höher Ihre Toleranz, desto geringer die Erleichterung, die die Droge Ihnen verschafft. Schon bald merken Sie, dass eine einzige Zigarette das Gefühl der Leere nicht vollständig abstellen kann – also rauchen Sie immer mehr und geraten so immer tiefer in die Falle.

PANIK

Stellen Sie sich die nackte Panik vor, die einen Heroinabhängigen überkommt, wenn er kein Heroin zur Verfügung hat. Der wunderbare »Genuss«, den diese Menschen angeblich empfinden, wenn sie sich die Nadel in die Vene stechen, ist nichts weiter als die Befreiung von dieser schlimmen Panik.

Wer nicht heroinabhängig ist, der kennt solche Ängste nicht. Das Heroin ist also kein Mittel dagegen, **sondern die Ursache**!

VERLUST

Denken Sie nun an die Panik, die Sie verspüren, wenn Ihnen die Zigaretten ausgehen und die Geschäfte bereits geschlossen sind. Wie weit würden Sie mitten in der Nacht laufen, um sich Zigaretten zu besorgen?

Nichtraucher leiden nie an diesem Gefühl der Panik, diesem unbedingten Verlangen nach einer Zigarette. Bei Ihnen war das nicht anders, als Sie noch nicht nikotinabhängig waren.

DESHALB RAUCHEN SIE

Genau wie jeder andere Raucher greifen Sie stets nur deshalb zur Zigarette, um die Symptome des Nikotinentzugs zu bekämpfen.

Die Ironie bei der Sache ist, dass nur Raucher an Nikotinentzugssymptomen leiden. Nichtraucher kennen diese Symptome nicht. Wenn Sie sich eine Zigarette anstecken, wollen Sie also nur erreichen, dass Sie sich wie ein Nichtraucher fühlen.

EINE KLEINE STÜTZE

Geht es Ihnen nicht auch so, dass Sie eigentlich gar keine Freude daran haben, giftigen Qualm zu inhalieren, aber Ihre Zigaretten brauchen, damit Sie sich in Gesellschaft wohl oder Stresssituationen gewachsen fühlen?

Dabei werden die Unsicherheit und der Stress, die Sie in solchen Situationen empfinden, durch die Nikotinabhängigkeit nur noch schlimmer.

IST RAUCHEN WIRKLICH EIN GENUSS?

Es ist nur dann schwer, mit dem Rauchen aufzuhören, wenn Sie glauben, dass Zigaretten Ihnen echten Genuss oder entscheidende Vorteile verschaffen.

Sobald Ihnen klar wird, dass Rauchen nicht nur Ihrer Gesundheit und Ihren Finanzen schadet, sondern auch Ihre Nerven und Ihr Selbstvertrauen beeinträchtigt, können Sie es genießen, endlich damit aufzuhören, und zwar **sofort und für immer**!

NUR KEINE PANIK

Viele Raucher haben regelrecht Panik vor dem Aufhören, weil sie unerträgliche Entzugssymptome befürchten.

Nikotin ist zwar die stärkste Droge der Welt, doch ihre Stärke – nämlich die Geschwindigkeit, mit der sie in den Körper gelangt und ihn wieder verlässt – ist zugleich auch ihre Schwachstelle.

EIN LEICHTER JUCKREIZ

Die eigentlichen körperlichen Symptome eines Nikotinentzugs sind so harmlos, dass Raucher diese im Nachhinein zumeist gar nicht richtig beschreiben können. Kein Raucher kann ein bestimmtes Körperteil benennen und sagen: »Hier tut es weh.«

Der Raucher kennt nur das Gefühl:
»Ich will jetzt eine Zigarette!«

DAS HUNGERGEFÜHL

Bei Nikotinentzug entsteht das gleiche Gefühl wie bei richtigem Hunger. In beiden Fällen ist man schnell gereizt und empfindet eine tiefe Leere, wenn sich das Gefühl nicht abstellen lässt. Sobald das Bedürfnis gestillt wird, ist man wieder zufrieden, froh und entspannt.

Rauchen ist jedoch das komplette Gegenteil von Essen.

EIN GROSSER UNTERSCHIED

Gutes Essen schmeckt richtig gut.
Tabak schmeckt schlecht.
Essen sichert das Überleben. Tabak bedeutet den Tod.
Essen stillt den Hunger. Tabak ruft ein Verlangen hervor.

Essen ist ein echtes Vergnügen, das wir unser Leben lang genießen können.

Rauchen ist nur die Illusion des Genusses, ein genialer Psychotrick, der uns ein Leben lang gefangen hält.

DER BEZUG ZUR REALITÄT GEHT VERLOREN

Die meisten Raucher wissen noch genau, wie schlecht die ersten Zigaretten geschmeckt haben und wie schwer es ihnen gefallen ist, richtig zu inhalieren. Nach einer Weile gewöhnen sie sich jedoch an den Geruch und den üblen Tabakgeschmack.

Sie reden sich ein, das Rauchen täte ihnen gut.

DAS GROSSE MONSTER

Von Geburt an wird uns Tag für Tag unablässig weisgemacht, dass Zigaretten gegen Langeweile und Stress helfen sowie Konzentration und Entspannung fördern. Steht in einem Spielfilm jemand kurz vor der Hinrichtung, wird ihm stets ein letzter Glimmstängel gewährt. Ein werdender Vater raucht vor dem Kreißsaal eine nach der anderen. Ist das Kind dann auf der Welt, wird das freudige Ereignis mit einer Zigarre gefeiert.

Diese Gehirnwäsche, das »große Monster« in unserem Kopf, ist der wahre Grund, wieso uns das Aufhören so schwerfällt.

DAS GROSSE MONSTER ENTSTEHT ERST BEIM RAUCHEN

Das große Monster hat uns erst dann fest im Griff, wenn wir nikotinabhängig geworden sind, denn die erfreuliche Wahrheit lautet: Vor unserer allerersten Zigarette hat es uns an nichts gefehlt.

Doch sobald wir eine Zigarette rauchen und unser Körper Nikotin kennenlernt, wird die Gehirnwäsche durch das kleine Monster bestätigt – genauer gesagt bringt es uns dazu, der Gehirnwäsche Glauben zu schenken. Wenn Sie davon überzeugt sind, dass Sie nur mit Zigaretten das Leben genießen oder mit Stress zurechtkommen können, fühlen Sie sich ohne unglücklich und unsicher.

OHNE ZURECHTKOMMEN

Stellen Sie sich das kleine Monster als vagen Juckreiz vor, den Sie nur manchmal ein wenig lindern können, indem Sie sich eine Zigarette anstecken.

Wie bei zu engen Schuhen gilt auch hier:
Je länger Sie gelitten haben, desto größer ist hinterher die Erleichterung. Deshalb sind die »ganz besonderen Zigaretten« immer jene, die nach einer gewissen Abstinenz geraucht werden, zum Beispiel nach dem Schlafen, nach dem Essen oder nach dem Sport.

DIE MORGENROUTINE

Paradoxerweise ist die erste Zigarette des Tages – jene, bei der wir uns die Lunge aus dem Leib husten – vielen Rauchern die liebste. Das liegt jedoch nur daran, dass sie zuvor acht Stunden lang auf Nikotin verzichtet haben.

Beim Aufwachen machen uns verschiedene Dinge zu schaffen: Unsere Blase ist voll, wir haben Durst usw. Während ein Nichtraucher seinen Hunger stillt, steckt sich ein Raucher vermutlich erst einmal eine Zigarette an.

IRREFÜHRENDE SIGNALE

Auch wenn das bohrende Gefühl der Leere stark an Hunger erinnert, hilft Nikotin weder gegen echten Hunger noch dämpfen Nahrungsmittel den Appetit auf eine Zigarette. Aus diesem Grund bin ich übrigens zum Kettenraucher geworden.

Nach der ersten Zigarette des Tages habe ich nach wie vor diese Leere verspürt, nämlich Hunger auf Nahrung. Mein verwirrtes Gehirn meinte jedoch, es brauche noch eine Zigarette … und noch eine … und noch eine.

TAUZIEHEN DER ANGST

Alle Raucher kennen das ständige innerliche Tauziehen.

Auf der einen Seite zerrt die Angst: Zigaretten
sind eine widerliche, abstoßende Sklaverei,
die der Gesundheit und den Finanzen schadet.

Auf der anderen Seite steht die Überzeugung:
»Rauchen ist mein Freund,
es ist ein Genuss und hilft mir.«

ANGST VOR DEM ERFOLG

Rauchen ist aber kein echter Genuss und hilft auch niemandem. Selbst die zweite Seite beruht ausschließlich auf Angst: »Wie soll ich nur ohne Zigaretten das Leben genießen oder den Alltag bewältigen?«

Die Ängste an beiden Enden des Taus werden durch das Nikotin hervorgerufen.
Kein Nichtraucher hat unter solchen Ängsten zu leiden.

Und Sie bald auch nicht mehr, wenn Sie endlich frei sind!

GELEGENHEITSRAUCHER

Manche Raucher wünschen sich, sie wären Gelegenheitsraucher. So etwas gibt es aber nicht. Wer einen ständigen Juckreiz verspürt, wird sich nach und nach immer heftiger kratzen. Und wer raucht, wird nach und nach immer mehr rauchen.

Wieso sind dann nicht alle Raucher Kettenraucher? Ganz einfach: Weil wir instinktiv dagegen ankämpfen, zu viele Giftstoffe zu uns zu nehmen.

REDUZIERUNG DES KONSUMS

Aufhören bedeutet schlicht und einfach: **Keine einzige Zigarette mehr!** Eine Reduzierung des Konsums ist aus zweierlei Gründen sinnlos:

1. Je weniger Sie rauchen, desto geringer sind die gesundheitlichen und finanziellen Folgen und desto geringer wird der Wunsch, endgültig aufzuhören.

2. Je länger Sie der Versuchung widerstehen, desto größer ist die Illusion der Erleichterung, wenn Sie ihr schließlich nachgeben, und desto größer der Wunsch weiterzurauchen. Zudem verstärkt der Verzicht das Gefühl, dass Ihnen etwas fehlt, wenn Sie nicht rauchen können.

WIESO VERZICHTEN?

Manche Raucher brüsten sich stolz: **»Ich kann eine ganze Woche auf Zigaretten verzichten«.** Wenn das Rauchen wirklich so ein großer Genuss ist, wieso sollte man dann eine Woche lang darauf verzichten? Oder andersherum: Wenn es eigentlich gar kein Genuss ist, wieso sollte man dann überhaupt rauchen?

Ich kann eine ganze Woche lang auf Möhren verzichten, aber es käme mir nie in den Sinn, mich damit zu brüsten. Vielleicht würde ich jedoch damit angeben, wenn ich dazu große Willenskraft bräuchte und mir die ganze Woche über etwas fehlen würde.

WIESO NICHT NÄGEL MIT KÖPFEN MACHEN?

Wenn Sie stolz darauf sind, dass Sie weniger Zigaretten rauchen, wie toll werden Sie sich dann erst fühlen, wenn Sie ganz davon losgekommen sind!

DESHALB LÜGEN RAUCHER

Raucher lügen sich selbst in die Tasche, denn sie wissen nur zu gut, dass sie in der Falle sitzen, und kommen sich dumm und willensschwach vor, weil sie sich nicht mehr daraus befreien können.

Deshalb rechtfertigen sie ihre Dummheit mit fadenscheinigen Argumenten, um wenigstens einen Hauch von Selbstachtung zu wahren. Nichtraucher können sie damit jedoch keineswegs täuschen – sie täuschen nicht einmal sich selbst.

KOPF IN DEN SAND

Die überwiegende Mehrheit aller Zigaretten wird völlig gedankenlos geraucht. Wären Sie sich bei jedem Glimmstängel, den Sie sich anzünden, über die Kosten, den Dreck in Ihrer Lunge und die Gefahr im Klaren, dass gerade diese eine Zigarette bei Ihnen Lungenkrebs auslösen könnte, würde das jede Illusion von Genuss zunichtemachen.

DIE ILLUSION DES OPFERS

Das Aufhören fällt Rauchern nur deshalb schwer, weil die beiden Monster ihnen weismachen, sie würden damit ein Opfer bringen.

Raucher glauben, sie müssten eine Übergangsphase durchmachen, in der sie sich elend fühlen, und selbst im Erfolgsfall Zeit ihres Lebens gegen die Versuchung ankämpfen.

AUFHÖREN UND ANFANGEN

Dieser Mythos wird von Rauchern verstärkt, die nach dem Aufhören zehn Jahre lang nicht rauchen und irgendwann doch wieder anfangen oder aber zehn Jahre nach dem Aufhören noch immer jammern, wie sehr ihnen die Zigaretten fehlen.

Diese armen Seelen verbreiten die irrige Auffassung, es sei schwer, mit dem Rauchen aufzuhören.

JÄMMERLICHE FEHLVERSUCHE

Dann gibt es da noch die Exraucher, die erst damit prahlen, wie toll es ihnen geht, aber bei der nächsten Gelegenheit dann doch wieder qualmen.

Am schlimmsten sind jedoch Ihre eigenen jämmerlich gescheiterten Versuche, mit bloßer Willenskraft aufzuhören. Diese Fehlschläge verstärken die Wirkung der Gehirnwäsche und haben zur Folge, dass Sie überhaupt keinen Aufhörversuch mehr starten.

DIE »METHODE WILLENSKRAFT«

Wenn ein Raucher versucht, durch reine Willenskraft mit dem Rauchen aufzuhören, hat er zwangsläufig das Gefühl, dass er auf etwas verzichten muss – wie ein kleines Kind, dem man den Lutscher wegnimmt.

So jemand hofft, er müsse nur lange genug der Versuchung widerstehen, bis er dann eines Morgens aufwacht und frei davon ist.

EINE VORÜBERGEHENDE PAUSE

Die »Methode Willenskraft« führt nicht zum Erfolg – aus den gleichen Gründen, aus denen auch das weniger Rauchen nicht hilft.

Nach einigen Tagen sind Ihre Atemwege deutlich freier, Sie haben mehr Geld zur Verfügung, Sie verachten sich nicht mehr, sondern haben das wunderbar selbstgefällige Gefühl, nicht mehr abhängig zu sein.

DER AUFHÖRWUNSCH GEHT VERLOREN

All die Gründe, aus denen Sie aufgehört haben, haben sich in Luft aufgelöst.

Das kleine Monster sehnt sich nach seiner gewohnten Nikotinration, und das große Monster in Ihrem Kopf verlangt: »**Ich will jetzt eine Zigarette**!«

EINE FIXE IDEE ENTSTEHT

Jetzt wollen Sie rauchen, dürfen aber nicht.
Das Verlustgefühl wird immer stärker,
Ihnen ist ganz elend zumute.

Schon bald dreht sich Ihr ganzes Leben nur noch
darum, dass Sie leider nicht rauchen dürfen.

DIE DROGE GEWINNT

Nun suchen Sie nach Gründen, wieso Sie unbedingt eine Zigarette brauchen, nur eine einzige – und irgendwann finden Sie einen Vorwand. Ihre Sucht hat Sie nun mal fest im Griff.

Je länger Sie unter dem Gefühl der Entbehrung gelitten haben, desto größer ist die Illusion des Genusses, wenn Sie sich schließlich eine Zigarette anstecken.

SIE SIND NICHT WILLENSSCHWACH

Wir rauchen nicht deshalb, weil wir willensschwach sind – schuld daran ist ein Willenskonflikt.

Jenen Rauchern, die sich für willensschwach halten, stellen wir in unseren Seminaren folgende Frage: Wenn Ihnen spät am Abend die Zigaretten ausgehen, wie weit würden Sie dann für eine neue Schachtel laufen?

HIER DER BEWEIS

Ein Raucher würde für eine Schachtel Zigaretten sogar durch den Ärmelkanal schwimmen. Man muss schon einen extrem starken Willen haben, um die schrecklichen Gesundheitsrisiken auszublenden und einfach weiter zu rauchen. Man braucht auch einen extrem starken Willen, um dem massiven gesellschaftlichen Druck standzuhalten, dem Raucher heutzutage ausgesetzt sind.

Besonders hartnäckig hält sich der Mythos, Rauchen helfe gegen Stress. Dominante Menschen sind eher bereit, sich stressigen Situationen auszusetzen, und meinen dann oft, mit Zigaretten könnten sie besser abschalten. Willensschwach sind sie also keineswegs.

DIE BEWUSSTE ENTSCHEIDUNG, NICHT AUFZUHÖREN

Wenn Sie mal genau überlegen, werden Sie feststellen, dass die starken Raucher in Ihrem Bekanntenkreis in vielen Lebensbereichen ziemlich willensstark sind.

Noch einmal:
Wir rauchen nicht deshalb, weil wir willensschwach sind – schuld daran ist ein Willenskonflikt.

Diesen Willenskonflikt werden wir nun abstellen.

SIE VERZICHTEN AUF NICHTS

Die Easyway-Methode räumt mit dem Irrglauben und der falschen Vorstellung auf, das Aufhören sei schwer. Wenn Raucher versuchen, sich das Laster »abzugewöhnen«, klingt das meist so, als müssten sie ein großes Opfer bringen.

Ich habe Ihnen jedoch bereits erläutert, dass Sie auf rein gar nichts verzichten. Sie bringen kein Opfer – im Gegenteil.

SIE HABEN NICHTS ZU VERLIEREN

Welche Vorteile hat das Rauchen?

Gar keine.

Damit meine ich jetzt nicht, dass es mehr Nachteile als Vorteile gibt. Ich meine vielmehr, dass das Rauchen weder Vergnügen bereitet noch in irgendeiner Weise nützlich ist.

SIE KÖNNEN NUR GEWINNEN

Im Gegenteil: Rauchen greift Ihre Nerven und Ihr Selbstvertrauen an und führt darüber hinaus zu Langeweile, Unruhe und Unzufriedenheit.

Wenn Sie ein glücklicher Nichtraucher geworden sind, werden Sie erkennen, dass es Ihnen ohne Zigaretten in jeder Hinsicht besser geht.

ZIGARETTEN SIND IHR SCHLIMMSTER FEIND

Das Rauchen ist keineswegs Ihr Freund, sondern der schlimmste Feind, den man sich vorstellen kann. Trotzdem haben wir Angst, damit aufzuhören.

Das macht die Nikotinfalle so tückisch:
Sie schürt die Angst vor einem Leben ohne Zigaretten, obgleich das Rauchen selbst die wahre Gefahr ist.

AUGEN AUF!

Vielleicht fällt es Ihnen schwer, meinen Aussagen Glauben zu schenken, und Sie würden dieses Buch am liebsten zur Seite legen oder Ihren Aufhörversuch abbrechen. Bitte tappen Sie nicht in diese Falle.

Lesen Sie zur Ermutigung die zahlreichen Erfolgsgeschichten anderer Raucher auf der Website **www.allencarr.de**.

Wenn Sie aufgeschlossen bleiben und sich an meine Anweisungen halten, werden Sie bald genauso frei und beschwingt sein wie diese Menschen.

EINE ANGENEHME ANGEWOHNHEIT?

Genießen Heroinabhängige ihre Spritzen?
Genießen Kokainkonsumenten das Schnupfen
um des Schnupfens willen?
Nein, diese eher abstoßenden Methoden sind
lediglich ein Mittel zum Zweck, um den Körper
mit Drogen zu versorgen.

RAUCHER GENIESSEN DAS RAUCHEN NICHT

Raucher sind davon überzeugt, dass das Rauchen ein Genuss ist, der lediglich durch die Gesundheitsrisiken und die hohen Kosten beeinträchtigt wird.

Wenn das der Wahrheit entspräche, könnten Raucher auch Kräuterzigaretten genießen. Dem ist aber nicht so. Rauchen ist nichts weiter als Nikotinabhängigkeit.

HABE ICH SIE ÜBERZEUGT?

Falls Sie noch nicht davon überzeugt sind, dass Sie kein Opfer bringen und dass der angebliche Genuss oder Vorteil des Rauchens lediglich ein raffinierter Psychotrick ist, dann dürfen Sie an dieser Stelle auf keinen Fall weiterlesen.

Bitte blättern Sie zum Anfang des Buches zurück und lesen Sie es noch einmal von vorn. Denken Sie daran: Wenn Sie sich an meine Anweisungen halten, werden Sie ganz sicher Erfolg haben.

DER RICHTIGE ZEITPUNKT

Wann werden Sie endlich zum Nichtraucher?

Überlegen Sie sich die Antwort auf diese Frage genau. Nicht wenige erwidern darauf: »Wenn ich nicht mehr ans Rauchen denke.« Nur wie wollen Sie das erreichen, und wann wird das sein?

WORAUF WARTEN SIE NOCH?

Oft lautet die Antwort auch: »Wenn ich ein Essen genießen oder ans Telefon gehen kann, ohne dass es mich nach einer Zigarette verlangt.«

Wie lange werden Sie darauf warten müssen?

Oder: »Wenn ich ein Jahr lang nicht geraucht habe.«

Wieso gerade ein Jahr? Wieso nicht noch länger? Diese Antworten sind alle sehr vage und daher nicht besonders überzeugend.

STELLEN SIE DAS VERLANGEN AB

Der große Unterschied zwischen einem Raucher und einem Nichtraucher besteht nicht darin, dass der Nichtraucher nicht raucht, sondern darin, dass er gar nicht rauchen **will**.

Wenn Sie kein Verlangen nach Zigaretten verspüren, kommen Sie auch nicht in Versuchung und brauchen folglich keine Willenskraft, um der Versuchung zu widerstehen.

DIE RICHTIGE EINSTELLUNG

Entscheidend ist, dass Sie die richtige Einstellung entwickeln. Dann nämlich denken Sie beim Ausdrücken der letzten Zigarette nicht etwa: »Ich würde gerne noch eine rauchen«, oder »Wann werde ich endlich davon loskommen?«, sondern Sie freuen sich und denken:

»**Hurra, ich bin frei!**
Ich muss nicht rauchen.
Ich will gar nicht rauchen.
Ich bin jetzt Nichtraucher!«

WEG MIT DEN ZWEIFELN

Wenn Sie alle Zweifel und Unklarheiten ausgeräumt haben, bevor Sie die letzte Zigarette ausdrücken, sind Sie von diesem Augenblick an endgültig frei.

Dazu müssen Sie sämtliche Mythen durchschauen, die sich um das Rauchen ranken und das Aufhören so schwer erscheinen lassen.

DER MYTHOS DER BESONDEREN ZIGARETTE

Machen Sie sich klar, dass es keine besonderen oder gelegentlichen Zigaretten gibt.

Besondere Zigaretten rauchen Sie nach einer gewissen Enthaltsamkeit oder zu einer besonderen Gelegenheit, die Sie auch ohne Zigaretten genießen würden.

Alle Zigaretten sind gleich. Sie bilden eine lebenslange Kette des Elends.

DER MYTHOS DES OPFERS

Machen Sie sich klar, dass Nichtrauchen keinen Verzicht bedeutet.

Ganz im Gegenteil:
Es ist eine wunderbare Bereicherung.

ENDLICH FREI VON ANGST

Als ich noch rauchte, war mir klar, dass sich mein schwer verdientes Geld im wahrsten Sinne des Wortes in Luft auflöste und ich noch dazu schreckliche Krankheiten in Kauf nahm. Die drohenden Folgen waren wie eine Zeitbombe, die in meinem Körper tickte.

Besondere Angst machte mir, dass ich nicht wusste, wie lang die Zündschnur war – ich hoffte nur, ich würde mit dem Rauchen aufhören, bevor die Bombe hochging. Diese Angst und die Selbstverachtung liegen nicht nur glücklicherweise hinter mir, vielmehr brachte das Aufhören noch einige weitere Vorteile mit sich, mit denen ich gar nicht gerechnet hatte.

NEUE LEBENSKRAFT

Mir war zwar bewusst, dass mein Husten und die verklebten Bronchien auf das Rauchen zurückzuführen waren, aber meine mangelnde Vitalität betrachtete ich als Alterserscheinung. Morgens kam ich nur mit Mühe aus dem Bett, und jeden Abend schlief ich vor dem Fernseher ein.

Jetzt genieße ich es, dass ich jeden Morgen voller Energie und ausgeruht aufwache, Freude an körperlicher Bewegung habe und mich wieder jung fühle.

FREUDE AN GESUNDHEIT

Als Jugendlicher scheute ich keine Untersuchung, denn ich hielt mich für unverwundbar. Als Raucher jedoch graute mir vor jedem einzelnen Gang zum Arzt; ich fand es sogar schrecklich, andere im Krankenhaus zu besuchen. Allein der Gedanke an Lungenröntgen rief bei mir Panik hervor.

Jetzt bin ich unendlich froh, dass ich mich wieder stark fühle, all die schönen Momente genießen kann und den weniger schönen gewachsen bin.

FREI VON ELEND

Obwohl es mir gar nicht richtig klar war, fühlte ich mich früher ständig schlecht – entweder weil ich nicht rauchen konnte oder aber weil ich rauchte.

Es ist so schön, endlich frei zu sein!

SELBSTTÄUSCHUNG ADE!

Aus lauter Angst vor dem Aufhören blenden wir die schlimmen Nebenwirkungen des Rauchens einfach aus. Sie werfen einen dunklen Schatten über unser Leben, der immer größer wird.

Starke Menschen können es oft kaum ertragen, wenn sie jemandem oder etwas hilflos ausgeliefert sind. Nichts ist schöner als das Gefühl, dieser dunklen Wolke und damit der Selbstverachtung endlich zu entkommen. Deshalb sollten Sie andere Raucher niemals beneiden, sondern vielmehr Mitleid mit ihnen haben.

EINE NEUE WELT, EIN NEUES LEBEN

Die Entdeckung der Easyway-Methode war für mich, als wäre ich aus einem Albtraum erwacht. Endlich konnte ich der düsteren Welt der Angst und Niedergeschlagenheit entkommen und eine Welt voller Gesundheit, Selbstvertrauen und Freiheit betreten.

Ich bin noch immer überglücklich, und Ihnen wird es genauso gehen.

VERTRAUEN SIE IHREM INSTINKT

Jedes Tier auf diesem Planeten kann instinktiv zwischen Gift und Nahrung unterscheiden. Wir alle wissen, dass es ungesund und widernatürlich ist, tödlichen Qualm in die Lungen zu saugen.

Dass uns eine gemeine und heimtückische Droge dazu verleiten kann, genau das jeden Tag aufs Neue zu tun, ist nicht nur schlimm, sondern vollkommen unverständlich.

EINE LEICHTE ENTSCHEIDUNG

Die Entscheidung, ob Sie für den Rest Ihres Lebens Raucher oder Nichtraucher sein wollen, dürfte Ihnen nicht schwerfallen. Wer möchte sich nicht gerne aus dem Bann der Angst befreien, in dem ihn die Droge gefangen hält?

Sie haben sich nie bewusst dazu entschlossen, ein Leben als Raucher zu führen, sondern sind in eine raffinierte Falle getappt, in der man Sie für immer gefangen halten will.

KEIN GRUND ZU WARTEN

Viele Menschen meinen, sie könnten nicht aufhören, weil sie gerade besonders gestresst sind oder wichtige Dinge zu erledigen haben. Glauben Sie mir: Das ist Teil der raffinierten Falle.

Vorsicht!
Fallen Sie nicht darauf herein.

Sie können sich nur daraus befreien, wenn Sie es wirklich wollen, und dazu müssen Sie ganz bewusst den Entschluss fassen, dass Sie es versuchen werden.

ZEIT FÜR DIE ENTSCHEIDUNG

Ich möchte, dass Sie den Mut haben, diesen Entschluss jetzt zu fassen. Das bedeutet nicht, dass Sie auf der Stelle Ihre letzte Zigarette rauchen sollen. Keine Sorge, ich werde Ihnen sagen, wenn es so weit ist. Ich möchte nur, dass Sie sich gezielt vornehmen, es zu versuchen.

Wenn Sie den Mut dazu haben und meine Anweisungen Wort für Wort befolgen, werden Sie feststellen, dass das Aufhören nicht nur kinderleicht ist, sondern auch noch Spaß macht.

SCHENKEN SIE IHREN ÄNGSTEN KEINE BEACHTUNG

Wenn Sie niedergeschlagen sind und sich schlecht fühlen, dann verbannen Sie ganz bewusst alle düsteren Gedanken. Ihnen steht ein wunderbarer Erfolg bevor, etwas, das jeder Raucher auf diesem Planeten gerne erreichen würde.

Freiheit

Sie sind endlich frei!

Sie sollten in diesem Moment Freude, Auftrieb und Begeisterung verspüren.

DURCHSCHAUEN SIE DEN FEIND

Das kleine Monster wird noch einige Tage nach dem Aufhören weiterleben. Gut möglich, dass Sie unsicher werden oder denken: »Jetzt eine Zigarette.«

Dieses kaum spürbare körperliche Unbehagen legt sich nach etwa fünf Tagen, und nach spätestens drei Wochen ist die Wirkung der Droge dann vollständig verschwunden.

SIE WERDEN KEINE SCHMERZEN SPÜREN

Die körperlichen Symptome des Nikotinentzugs sind so schwach, dass Sie nicht einmal nachts davon wach werden.

Obwohl sie acht Stunden lang auf Nikotin verzichtet haben, verspüren Raucher nach dem Aufwachen keine Panik. Heutzutage steckt sich kaum noch jemand schon im Schlafzimmer die erste Zigarette an, viele Raucher warten damit sogar eine ganze Weile.

DAS GROSSE MONSTER WIRD AUFGEWECKT

Im Schlaf verspüren Raucher kein Verlangen nach Zigaretten, weil das große Monster dann ebenfalls schläft. Sobald Sie wach sind, weckt das vom kleinen Monster ausgehende kaum spürbare körperliche Unbehagen jedoch das große Monster in Ihrem Kopf.

Angst und Panik entstehen allein durch das große Monster.

ERKENNEN SIE DIE SIGNALE

Wie erwähnt lebt das kleine Monster nach dem Aufhören noch ein paar Tage weiter.
Gut möglich, dass Sie sich dann unsicher fühlen oder denken: »Jetzt eine Zigarette.«
Ehemalige Raucher sind in solchen Momenten oft irritiert und unglücklich, weil sie nicht rauchen dürfen.
Sie glauben, sie müssten auf einen echten Genuss oder ein Hilfsmittel verzichten.

Sie dagegen wissen mittlerweile, dass dem nicht so ist.
Sie sind in der Lage, das Gefühl zu durchschauen.
Sagen Sie sich: »So wie ich fühlen sich Raucher ihr Leben lang, deshalb sind sie unglucklich, arm, antriebslos, ungesund und unfrei.«

KOSTEN SIE IHREN SIEG ÜBER DAS MONSTER AUS

Freuen Sie sich, dass Sie dem Gefängnis bereits entkommen sind. Feiern Sie, dass das kleine Monster in den letzten Zügen liegt.

RÄUMEN SIE DIE LETZTEN ZWEIFEL AUS

In dem Augenblick, in dem Sie Ihre letzte Zigarette ausdrücken, werden Sie zum Nichtraucher. Nur wie können Sie sich sicher sein, dass es wirklich die letzte Zigarette ist?

Ganz einfach: indem Sie zunächst sämtliche Zweifel und Ungewissheiten ausräumen.

EIN DUMMER ZEITVERTREIB

Würden Sie Zeit in ein Hobby investieren, das Ihnen keine Freude bereitet und auch sonst keinerlei Vorteile bringt, sondern Ihr Leben verkürzt und Sie nervös, antriebslos, ungepflegt, dumm und unglücklich macht?

Das würde nicht einmal dem größten Dummkopf einfallen!

Wenn Sie den einzig richtigen Entschluss gefasst haben, sollten Sie sich nicht selbst bestrafen, indem Sie ihn in Frage stellen.

EIN NUTZLOSER BEGLEITER

Im Grunde ist eine Zigarette eigentlich gar kein Genuss – wir nehmen das nur an, weil wir uns vor dem Rauchen schlecht gefühlt haben.

Stellen Sie sich vor, Sie bleiben bei strömendem Regen in einer gottverlassenen Gegend mit dem Auto liegen. Würden Sie sich dann eine Zigarette anstecken und denken: »Ich komme zwar zu spät zum wichtigsten Termin meines Lebens, aber was soll's? Immerhin habe ich diese super tollen Zigaretten.«

Könnten Zigaretten Sie in einem solchen Moment glücklich und fröhlich machen?

EIN HERBER SCHLAG FÜR IHR SELBSTVERTRAUEN

In unseren Seminaren hören wir oft:
»Ich kann nicht ohne Zigarette ans Telefon gehen.«
Aber sind Telefonate wirklich so furchtbar stressig?
Keineswegs, der Stress wird nur durch das leise
Verlangen ausgelöst.

Deshalb können sich Raucher auch nur dann richtig
konzentrieren, wenn sie vorher dem Verlangen
nachgegeben haben, das sie ablenkt. Nichtraucher
dagegen kennen das Problem gar nicht.

EINE TODLANGWEILIGE ANGELEGENHEIT

Hilft Rauchen wirklich gegen Langeweile?

Langeweile ist eine innere Einstellung. Und Rauchen erfordert keine geistigen Höchstleistungen. Sie können beim Fernsehen eine halbe Schachtel rauchen, ohne es richtig wahrzunehmen.

Gibt es etwas Langweiligeres, als dreiunddreißig Jahre lang Tag für Tag eine Zigarette nach der nächsten zu rauchen, so wie ich es getan habe? Wir rauchen nur deshalb aus Langeweile, weil uns in solchen Momenten nichts von unserem Verlangen ablenkt.

BLEIBEN SIE STANDHAFT

Zweifeln Sie nie an Ihrem Entschluss, mit dem Rauchen aufzuhören!

Das Aufhören fällt Ihnen nur dann schwer, wenn Sie sich unsicher sind. Sobald Sie den einzig richtigen Entschluss gefasst haben, dürfen Sie sich das Leben nicht unnötig schwer machen, indem Sie ihn in Frage stellen.

VERGESSEN SIE DIE »EINE« ZIGARETTE

Wenn Sie auch nur eine Zigarette als Genuss ansehen und zulassen, dass Sie sich danach sehnen, dann werden Sie eine Million weitere Glimmstängel ganz genauso betrachten.

Sie werden sich schlecht fühlen, wenn Sie diese eine Zigarette nicht rauchen – und genauso schlecht, wenn Sie es doch tun.

POSITIVES DENKEN

Versuchen Sie nicht, den Gedanken an Zigaretten zu unterdrücken!
Es mag zwar logisch erscheinen, sämtliche Gedanken an Zigaretten aus dem Kopf zu verbannen, doch es ist der größte Fehler, den Raucher bei einem Aufhörversuch machen können. Dadurch entsteht nämlich eine Phobie.

Denken Sie stets daran: Gerade geschieht etwas ganz Wunderbares. Wichtig ist, welche Einstellung Sie dazu haben. Wenn Sie denken: »Ich darf nicht rauchen«, oder: »Wann komme ich endlich davon los?«, dann zweifeln Sie an Ihrem Entschluss. Jedes Mal, wenn Ihnen Zigaretten in den Sinn kommen, sollten Sie stattdessen denken:

»Hurra! Ich bin frei! Ich bin Nichtraucher!«

EIN GANZ BESONDERER MOMENT

Wenn Sie sich an meine Anweisungen halten, erleben Sie bereits nach wenigen Tagen den **ganz besonderen Moment**. Das kann durchaus auch in Gesellschaft anderer oder einer Stresssituation sein, also in einer jener Lebenslagen, die Sie sich früher nicht ohne Zigarette vorstellen konnten.

Plötzlich fällt Ihnen auf, dass Sie die Situation ganz ohne Zigarette genossen oder bewältigt und dabei gar nicht ans Rauchen gedacht haben. In diesem Augenblick wird Ihnen klar, dass Sie frei sind. Ich nenne das den **Moment der Offenbarung**.

WANN KOMMT DIESER MOMENT?

Warten Sie nicht darauf, dass sich der Moment einstellt. Genießen Sie einfach Ihr Leben als glücklicher Nichtraucher.

Wenn Sie den **Moment der Offenbarung** erzwingen wollen, kann das eine geistige Blockade zur Folge haben.

DAS LEBEN NACH DEM AUFHÖREN

Sie werden Nichtraucher, sobald Sie die Nikotinzufuhr unterbrechen. In dem Augenblick, in dem Sie beschließen, dass Sie keine Zigaretten mehr brauchen oder wollen, werden Sie endgültig zum Nichtraucher.

Akzeptieren Sie, dass Sie genauso wie ein Raucher gute und schlechte Tage haben werden, und **vertrauen Sie darauf, dass Sie jedem Stress gewachsen sind**.

TUN SIE WEITER DAS, WAS IHNEN FREUDE BEREITET

Auf keinen Fall sollten Sie Ihre Lebensweise radikal verändern. Gehen Sie Ihren rauchenden Freunden nicht aus dem Weg, nur weil Sie selbst aufgehört haben, das würde Sie nur unglücklich machen. Schließlich hören Sie nicht auf zu leben!

Sie müssen auf nichts verzichten – im Gegenteil: Sie gewinnen Energie und Selbstvertrauen und werden schon bald feststellen, dass Sie das Leben intensiver genießen und mit Stress besser umgehen können.

IN DER RUHE LIEGT DIE KRAFT

Die Nikotinfalle ist auch deshalb so tückisch, weil wir ganz allmählich hineinrutschen und dabei leider nicht merken, wie sich unsere körperliche und geistige Gesundheit immer weiter verschlechtert.

Dementsprechend dauert es nach dem Aufhören eine Weile, bis wir ganz wiederhergestellt sind. Wer mit der »Methode Willenskraft« aufhören will, fühlt sich deshalb elend und meint, dass ihm etwas fehlt. Die ungeheuren Vorteile dagegen nimmt er gar nicht wahr.

Mit meiner Methode können Sie jedoch jeden einzelnen Augenblick Ihrer körperlichen Erholung genießen.

HIER UND JETZT

Schieben Sie das Aufhören nicht auf die lange Bank! Angeblich sind erst nach sieben Jahren alle Giftstoffe aus dem Körper verschwunden, und jede gerauchte Zigarette kostet fünf Minuten Lebenszeit. Das gilt jedoch nur, wenn Sie sich tatsächlich eine tödliche Erkrankung zuziehen.

Wenn Sie jetzt aufhören, wird Ihre Gesundheit zu fast neunundneunzig Prozent wiederhergestellt – so als hätten Sie nie geraucht. Zudem werden die allermeisten Schadstoffe bereits innerhalb der ersten Tage und Wochen abgebaut.

IHNEN STEHT NICHTS IM WEG

Sorgen Sie dafür, dass Sie auf die Gehirnwäsche nicht mehr hereinfallen – sobald Sie kein Nikotin mehr zu sich nehmen, sind Sie endgültig frei.

Sie sind dann Nichtraucher und sollten sich unbedingt auch von Anfang an als solchen betrachten. Warten Sie nicht darauf, dass es von selbst geschieht. Wenn Sie Saatgut eingesät haben, müssen Sie es schließlich auch ordentlich gießen, damit die Keime sprießen.

GENIESSEN SIE DIE VERÄNDERUNGEN

Jede positive Veränderung – sei es ein neuer Job, ein neues Haus oder ein neues Auto – erfordert eine gewisse Umstellung. Gut möglich, dass Sie sich erst an die neue Situation gewöhnen müssen, doch wenn Sie sich nicht aus der Ruhe bringen lassen, wird es ganz sicher nicht lange dauern.

Denken Sie immer daran: Falls sich Ihre Verfassung zunächst ein wenig verschlechtert, liegt das nicht am Aufhören, sondern daran, dass Sie früher geraucht haben.

ABSCHALTEN

Es macht nichts, wenn Sie zwischendurch vergessen, dass Sie mit dem Rauchen aufgehört haben.

Das ist völlig normal und zudem ein gutes Zeichen, denn es bedeutet, dass Sie nicht mehr auf das Rauchen fixiert sind.

Wer mit der »Methode Willenskraft« aufhören will, gerät in solchen Augenblicken leicht ins Zweifeln und bläst dann Trübsal. Sie dagegen werden die Situation völlig anders bewerten, indem Sie sich vor Augen führen, dass Sie endlich frei sind.

Denken Sie: **»Hurra! Ich bin Nichtraucher!«**, dann werden diese Momente zum Vergnügen.

HABEN SIE MITLEID MIT ANDEREN RAUCHERN

Beneiden Sie niemals andere Raucher. Zwischen Rauchern und ehemaligen Rauchern herrscht ein ständiger Kampf. Je mehr Raucher das sinkende Schiff verlassen, desto dümmer kommen sich die Zurückbleibenden vor und desto größer werden ihre Unsicherheit, Isolation und Angst.

Aus dieser Angst heraus können sogar Ihnen wohlgesinnte Menschen versuchen, Sie wieder zum Rauchen zu verleiten. Denken Sie stets daran, dass Sie sämtliche Trümpfe in der Hand halten, die Raucher dagegen nur Nieten.

RAUS AUS DEM HAUS!

Gehen Sie unter Leute. Selbst wenn Sie von Rauchern umgeben sind, sollten Sie sich stets vor Augen führen, dass Sie bereits erreicht haben, was die anderen sich sehnlich wünschen: **Freiheit**.

Ihre Mitmenschen werden erwarten, dass es Ihnen schlecht geht. Wenn Ihr Umfeld sieht, wie glücklich und fröhlich Sie sind, wird es Sie für einen Übermenschen halten.

AUF IHR GEFÜHL KOMMT ES AN

Entscheidend ist: **Sie werden sich gleich wie ein Superstar fühlen!**

Freuen Sie sich darüber, dass Sie entkommen sind!

Genießen Sie es.

ES IST ALLEIN IHRE ENTSCHEIDUNG

Denken Sie stets daran, dass das kleine Monster zwar körperliches Unbehagen hervorruft, dass aber allein Ihr Gehirn nach einer Zigarette verlangen kann.

Gut möglich, dass Ihnen das kleine Monster noch ein paar Tage lang zusetzt und Sie irgendwann denken: »Jetzt eine Zigarette.« Ihr Gehirn kann dann entscheiden, ob es dem Verlangen nachgibt oder das Gefühl durchschaut …

... UND DENKT:

»Hurra! Ich bin Nichtraucher!«

FREUEN SIE SICH VOM ERSTEN AUGENBLICK AN

Wenn ein Freund oder Angehöriger stirbt, müssen Sie eine Phase der Trauer durchstehen. Mit der Zeit lässt der Schmerz dann nach, und das Leben geht weiter.

Stirbt dagegen ein Feind, ist das kein Anlass zur Trauer. Sie dürfen sofort Freude empfinden, die den Rest Ihres Lebens anhalten wird.

NICHT MEIN FREUND

Die Zigarette war nie Ihr Freund. Sie war die schlimmste Krankheit, an der Sie je gelitten haben. Ab sofort nehmen Sie das Ruder endlich selbst in die Hand.

Sie können entscheiden, ob Sie in den nächsten Tagen einer Illusion nachtrauern oder sich lieber freuen und sich sagen:

»Hurra! Ich bin Nichtraucher!«

NEHMEN SIE KEINE ERSATZPRODUKTE

Mit Sicherheit wissen Sie, dass es verschiedene Nikotinersatzprodukte gibt. Mein Rat: Lassen Sie bloß die Finger davon. Oder würden Sie sich etwa eine Ersatzkrankheit suchen, nachdem Sie eine Grippe überstanden haben?

Wenn Sie sich nach einer Alternative umsehen, bestärken Sie damit die Überzeugung, dass das Aufhören Verzicht bedeutet.

STÄRKUNG DER ABHÄNGIGKEIT

Wenn Sie Zigaretten durch Süßigkeiten oder Kaugummis ersetzen oder künftig zwischen den Mahlzeiten naschen, werden Sie zwar dick und unglücklich, doch gegen die leichten Nikotinentzugssymptome hilft das nicht.

Machen Sie sich keine Gedanken, falls Sie ein paar Pfund zunehmen, weil Sie bei den Hauptmahlzeiten künftig mehr Appetit haben. Wer mit dem Rauchen aufgehört hat, der kann alles in den Griff bekommen. Wenn Sie also irgendwann abnehmen möchten, wird Ihnen auch das gelingen.

NIKOTINKAUGUMMIS UND NIKOTINPFLASTER

Derartige Produkte sollen während der Rauchentwöhnung die angeblich schrecklichen körperlichen Entzugssymptome lindern. Nach der »Entwöhnung« werden die Nikotinersatzprodukte dann abgesetzt.

Rauchen ist aber keine Angewohnheit, sondern eine Abhängigkeit. Die körperlichen Entzugserscheinungen sind auch keineswegs schrecklich, sondern vielmehr kaum wahrnehmbar. Nikotinkaugummis und -pflaster halten lediglich das kleine Monster am Leben, damit das große Monster weiter nach Zigaretten verlangen kann!

GENIESSEN SIE ES, NICHT ZU RAUCHEN

Wenn Sie sich gewisse Situationen nicht ohne Zigarette vorstellen können, sollten Sie diese Assoziation umgehend löschen.

Genehmigen Sie sich einen Drink, machen Sie ein Kreuzworträtsel oder tun Sie etwas anderes, das Ihnen Spaß macht. Genießen Sie, dass Sie dabei nicht rauchen. Sie können stolz darauf sein, dass Sie nicht nur Ihren Körper entgiften, sondern gleichzeitig beweisen, dass Zigaretten in Ihrem Leben keine Rolle mehr spielen.

SIE ALS NICHTRAUCHER

Nur Raucher können das Leben nicht ohne Zigaretten genießen. Bald schon werden Sie kaum noch nachvollziehen können, wieso Sie überhaupt jemals rauchen wollten. Sie werden überlegen, wie Sie andere Raucher davon überzeugen können, wie schön es ist, endlich frei zu sein!

MACHEN SIE SICH KLAR, WOVON SIE SICH BEFREIT HABEN

Beobachten Sie Raucher in der Öffentlichkeit. Fast alle rauchen unablässig. Fällt Ihnen auf, wie unruhig diese Menschen werden, wenn sie nicht rauchen? Achten Sie auf die spürbare Erleichterung, wenn sie sich eine Zigarette anstecken.

Sie werden feststellen, wie schnell die Zigarette herunterbrennt und wie die Unruhe steigt, sobald der Körper nicht mehr mit Nikotin versorgt wird. Dieser Teufelskreis setzt sich ein Leben lang fort.

ERINNERN SIE SICH AN DAS ELEND

Beobachten Sie Raucher im Allgemeinen. Achten Sie auf junge Mädchen, die auf offener Straße rauchen, auf Autofahrer im Stau, Angestellte vor Bürogebäuden, Urlauber, die auf verspätete Flüge warten, oder einsame Raucher auf Partys.

Sie werden feststellen, dass diese Menschen oft gar nicht richtig wahrnehmen, dass sie rauchen, dass sie unglücklich wirken und noch viel unglücklicher werden, wenn sie nicht rauchen dürfen.

BEREIT ZUM AUFHÖREN

Warten Sie nicht länger.

Wir neigen instinktiv dazu, für den Rauchstopp einen Zeitpunkt zu wählen, zu dem wir keinen besonderen Drang nach einer Zigarette verspüren. Doch wie bei praktisch allen Aspekten des Rauchens ist auch hier das genaue Gegenteil ratsam.

Beweisen Sie sich von Anfang an, dass Sie selbst bei gesellschaftlichen Anlässen und Stress keine Zigaretten brauchen. Dann wird alles andere zum Kinderspiel.

JETZT IST DER RICHTIGE ZEITPUNKT

Man muss nicht Albert Einstein sein, um zu erkennen, dass man eine sich ständig verschlimmernde Krankheit schleunigst bekämpfen sollte.

Wenn Sie an einer anderen Krankheit litten und es ein einfaches Mittel dagegen gäbe, würden Sie es ganz sicher auf der Stelle anwenden. Rauchen ist die tödlichste Krankheit in unserer Gesellschaft. Zum Glück gibt es ein ganz einfaches Heilmittel.

Hören Sie jetzt auf zu rauchen!

NOCH ZWEIFEL?

Eigentlich müssten Sie es jetzt kaum noch erwarten können, endlich Ihre allerletzte Zigarette zu rauchen. Wenn nicht, kann es dafür nur zwei Gründe geben:

1. Sie sind nicht davon überzeugt, dass das Rauchen keinen einzigen Vorteil bringt. Wenn dem so ist, lesen Sie dieses Buch bitte noch einmal von vorn.

2. Sie sind zwar davon überzeugt, haben aber nach wie vor Bedenken. In diesem Fall sollten Sie nicht länger zögern, sondern mir vertrauen.

DIE LETZTE ZIGARETTE

Ich möchte, dass Sie sich **jetzt** Ihre letzte Zigarette anzünden. Rauchen Sie sie jedoch nicht voller Wehmut, sondern mit Begeisterung.

Werfen Sie anschließend alle Zigaretten weg und sorgen Sie dafür, dass Sie nie wieder welche bei sich haben. Sie brauchen sie nicht mehr.

FREUEN SIE SICH

Stellen Sie sich vor, wie überglücklich der Graf von Monte Christo war, als er seinem Gefängnis endlich entkommen konnte.

Drücken Sie Ihre letzte Zigarette nicht mit dem Gedanken »Ich darf nie wieder rauchen« aus.

Denken Sie vielmehr:
»Ein Glück, dass ich nie wieder rauchen muss.«

BENEIDEN SIE NIEMALS ANDERE RAUCHER

Ihnen fehlt nichts. Wenn Sie einen anderen Menschen in irgendeiner Lebenslage rauchen sehen, sollte Ihnen klar sein, dass er das nicht aus freien Stücken tut. Rauchen kostet Geld, Gesundheit, Energie, Entspannung, Selbstachtung und Freiheit. Und was bekommt man im Gegenzug? Gar nichts! Im Grunde will sich jeder Raucher durch den Griff zur Zigarette wieder wie ein Nichtraucher fühlen.
Alle Raucher sind drogenabhängig, und wie bei jeder anderen Droge wird die Abhängigkeit immer schlimmer. Sie sollten Raucher nicht beneiden, sondern **bemitleiden**.

Vor allen Dingen: **Genießen Sie den Rest Ihres Lebens als glücklicher Nichtraucher!**

HERZLICHEN GLÜCKWUNSCH!

Sie sind jetzt Nichtraucher.

Sie haben erkannt, wie leicht es ist, mit Hilfe der Easyway-Methode aufzuhören. Sie haben einfach meine Anweisungen befolgt und so die wichtigste Entscheidung Ihres Lebens getroffen.

Auf den nächsten drei Seiten habe ich noch einmal die entscheidenden Punkte zusammengefasst, damit Sie diese bei Bedarf nachschlagen können. Dort finden Sie alle Ratschläge, die Sie für ein glückliches, gesundes Leben brauchen,

Ohne Zigaretten.

SCHLÜSSELPUNKTE

Räumen Sie alle Zweifel aus. Aufhören fällt nur dann schwer, wenn man unsicher ist.

Seien Sie von Anfang an froh. Sofern Sie den Zigaretten nachtrauern, fühlen Sie sich bloß schlecht, wenn Sie nicht rauchen – und noch schlechter, wenn Sie am Ende doch rauchen.

Wann immer Ihnen Zigaretten in den Sinn kommen, sollten Sie den Gedanken nicht verdrängen, sondern denken: »Hurra! Ich bin Nichtraucher!«

Warten Sie nicht auf den Moment der Offenbarung. Wenn es so weit ist, wird es Ihnen nicht entgehen.

Lassen Sie sich von Stress nicht unterkriegen. Akzeptieren Sie, dass Sie genauso wie Raucher gute und schlechte Tage haben, und denken Sie stets daran, dass Sie Stress als Nichtraucher besser bewältigen können.

Sobald Sie Ihre letzte Zigarette ausgedrückt haben, sind Sie Nichtraucher.

Genießen Sie die Veränderungen, die Sie wahrnehmen. Schon bald haben Sie sich an das Leben als glücklicher Nichtraucher gewöhnt.

Freuen Sie sich, wenn Sie zwischendurch völlig vergessen, dass Sie nicht mehr rauchen. Das zeigt Ihnen, dass die Zigaretten keine Macht mehr über Ihre Gedanken haben.

Haben Sie Mitleid mit Rauchern.
Es gibt keinen Grund, sie zu beneiden. Alle Raucher wären nur zu gerne so wie Sie – **frei**!

Gehen Sie sofort unter Leute. Jeder Raucher wäre liebend gern so wie Sie. Ihre Mitmenschen werden erwarten, dass es Ihnen schlecht geht. Wenn Ihr Umfeld sieht, wie glücklich und fröhlich Sie sind, wird es Sie für einen Übermenschen halten.

Haben Sie keine Angst vor dem Nikotinentzug. Die körperlichen Symptome sind kaum spürbar und vergehen nach wenigen Tagen. Wenn Sie merken, wie das kleine Monster nach einer Zigarette verlangt, sollten Sie es mit Freuden verhungern lassen.

Genießen Sie Ihre Freiheit. Wenn ein Feind stirbt, dürfen Sie sich auf der Stelle und für den Rest Ihres Lebens darüber freuen. Die Zigarette war nie Ihr Freund.

Verzichten Sie auf jegliche Nikotinersatzprodukte. Diese stärken nur die Überzeugung, dass das Aufhören ein Opfer bedeutet.

Genießen Sie, dass Sie nicht rauchen. Freuen Sie sich, dass Sie unter Beweis stellen können, wie Sie das Leben nach wie vor genießen – nur ohne Zigaretten.

Beobachten Sie Raucher. Gehen Sie ihnen nicht aus dem Weg, sondern achten Sie darauf, wie seltsam und bedauernswert diese sich verhalten. So ist es Ihnen früher auch ergangen. Ist es nicht toll, endlich frei zu sein?

Kommen Sie bitte nicht auf die Idee, »nur mal schnell eine« zu rauchen. Das funktioniert nicht. Diese eine Zigarette wird eine endlose Kette von Schmutz, Krankheiten und Unglück nach sich ziehen.

Tappen Sie nicht in diese Falle. Nur weil Ihnen das Aufhören leichtgefallen ist, bedeutet das noch lange nicht, dass Sie jederzeit erneut anfangen und danach problemlos wieder aufhören können. Es gibt keinen einzigen guten Grund für eine Zigarette.

Rauchen ist kein echter Genuss. Genauso gut könnte man zu enge Schuhe tragen, weil es so schön ist, wenn man sie wieder auszieht.

Rauchen hilft Ihnen nicht. Eine Zigarette kann lediglich den Stress abbauen, den die letzte erzeugt hat.

Sie bringen kein Opfer. Zigaretten haben keinerlei Vorteile für Sie. Also trauern Sie ihnen nicht nach, sondern freuen Sie sich von ganzem Herzen darüber, dass der elende Albtraum ein Ende gefunden hat und Sie nun frei sind.

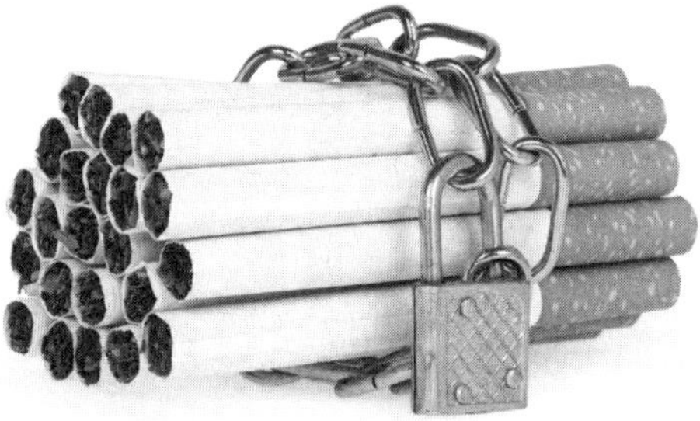

WERDEN SIE TEIL DER ALLEN-CARR-COMMUNITY

Rund um die Welt gibt es Allen Carr's Easyway-Kliniken/Zentren. Allen Carr ist nun in 150 Städten in 45 Ländern vertreten. Diese Entwicklung wurde von uns nicht aktiv vorangetrieben: Vormalige Raucher waren einfach so beeindruckt von der Methode, dass sie mit Easyway in Kontakt traten, um Allen Carr auch in ihrer Region erreichbar zu machen.

Wenn Sie diesem Beispiel folgen möchten, können Sie gerne mit uns in Verbindung treten, um mehr über die Franchise zu erfahren. Eine E-Mail an join-us@allencarr.com (mit Ihrem vollen Namen, Ihrer Adresse und dem Gebiet, für das Sie sich interessieren) genügt.

UNTERSTÜTZEN SIE UNS!

Nein, wir wollen keine Spenden!

Sie haben etwas Großartiges erreicht. Es erfüllt uns jedes Mal mit Begeisterung, wenn es wieder jemand geschafft hat, die Abhängigkeit hinter sich zu lassen. Deshalb würden wir uns freuen, wenn wir von Ihnen hören würden, dass Sie sich von der Sklavenherrschaft Ihrer Abhängigkeit befreit haben. Besuchen Sie deshalb gerne unsere Website, auf der Sie uns von Ihrem Erfolg berichten und dabei andere inspirieren können. Außerdem erhalten Sie Informationen darüber, wie Sie diesen Erfolg weiter verbreiten können: www.allencarr.com/444/support-us

Sie können uns auch auf Facebook erreichen: www.facebook.com/AllenCarr

Zusammen können wir Allen Carrs Ziel erreichen, die Welt von Abhängigkeit zu befreien.

ALLEN CARR'S EASYWAY INTERNATIONAL
Internationale Website: www.allencarr.com

Auf den folgenden Seiten werden weltweit alle Kontaktadressen der Allen Carr's Easyway-Kliniken/Zentren aufgelistet, in denen es eine 90-prozentige Erfolgsrate gibt. Einzelne Kliniken bieten auch Beratungen zu Alkohol- und Gewichtsproblemen an. Bitte erkundigen Sie sich bei Ihrer nächstgelegenen aufgelisteten Klinik danach. Allen Carr's Easyway garantiert, dass Sie es einfach finden werden, in diesen Zentren mit dem Rauchen aufzuhören – oder Sie bekommen Ihr Geld zurück.

ALLEN CARR'S EASYWAY – WELTWEIT
Park House, 14 Pepys Road, Raynes Park, London SW20 8NH
Tel.: +44 (0)208 944 7761
E-Mail: mail@allencarr.com
Website: www.allencarr.com

AUSTRALIEN
Australisches Hauptstadtterritorium, Tasmanien, Victoria
> *Gail Morris*
Tel.: 03 9894 8866
Freephone: 1300 790 565
E-Mail: info@allencarr.com.au

New South Wales, Sydney
> *Natalie Clays*
Tel. & Fax: 1300 785 180
E-Mail: nsw@allencarr.com.au

Nord- und Süd-Queensland
> *Tara Pickard-Clark*
Tel.: 1300 85 11 75
E-Mail: nqld@allencarr.com.au

Northern Territory, Süd- und Westaustralien
> *Dianne Fisher*
Freephone: 1300 557 801
E-Mail: wa@allencarr.com.au

BELGIEN
Antwerpen
> *Dirk Nielandt*
Tel.: 03 281 6255
Fax: 03 744 0608
E-Mail: easyway@dirknielandt.be

BRASILIEN
São Paulo
> *Alberto Steinberg, Lilian Brunstein*
Tel. Lilian: +55 11 99456-0153
Tel. Alberto: +55 11 99325-6514
E-Mail: contato@easywaysp.com.br

BULGARIEN
> *Rumyana Kostadinova*
Tel.: 0800 14104 / +359 899 889 907
E-Mail: rk@nepushaveche.com

CHILE
> *Claudia Sarmiento*
Tel.: +56 2 4744587
E-Mail: contacto@allencarr.cl

DÄNEMARK
> *Mette Fonss*
Tel.: +45 7026 7711
E-Mail: mette@easyway.dk

DEUTSCHLAND
> *Erich Kellermann & Team*
Freephone: 0800 07282436
E-Mail: info@allen-carr.de

ECUADOR
> *Ingrid Wittich*
Tel. & Fax: 02 2820 920
E-Mail: toisan@pi.pro.ec

ESTLAND
> *Henry Jakobson*
Tel.: +372 733 0044
E-Mail: info@allencarr.com

FINNLAND
> *Janne Ström*
Tel.: 045 3544099
E-Mail: info@allencarr.fi

FRANKREICH
> *Erick Serre & Team*
Freephone: 0800 FUMEUR
Tel.: 04 9133 5455
E-Mail: info@allencarr.fr

GRIECHENLAND
> *Panos Tzouras*
Tel.: +30 210 522 4087
E-Mail: panos@allencarr.gr

GROSSBRITANNIEN
Freephone: 0800 389 2115

Aylesbury, Cambridge, High Wycombe, Milton Keynes, Northampton, Oxford, Peterborough, Stevenage
> *Kim Bennett, Emma Hudson*
Tel.: 0800 0197 017
E-Mail: kim@easywaybucks.co.uk

Belfast
> *Tara Evers-Cheung*
Tel.: 0845 094 3244
E-Mail: tara@easywayni.com

Birmingham
> *John Dicey, Colleen Dwyer, Crispin Hay, Rob Fielding*
Tel. & Fax: 0121 423 1227
E-Mail: info@allencarr.com

Bournemouth, Brighton, Kent, Reading, Staines/Heathrow
> *John Dicey, Colleen Dwyer, Emma Hudson*
Tel.: 0800 028 7257
E-Mail: info@allencarr.com

Bristol, Cardiff, Exeter, Swindon
> *Charles Holdsworth Hunt*
Tel.: +44 (0)117 950 1441
E-Mail: stopsmoking@easyway bristol.co.uk

Coventry, Leicester
> *Rob Fielding*
Tel.: 0800 321 3007
E-Mail: info@easywaycoventry.co.uk, info@easywayleicester.co.uk

Crewe, Derby, Nottingham, Shrewsbury, Stoke, Telford
> *Debbie Brewer-West*
Tel.: 01270 664 176
E-Mail: debbie@easyway2stopsmoking.co.uk

Cumbria, Guernsey, Isle of Man, Jersey, Lancashire, Liverpool, Newcastle/North East, Southport
> *Mark Keen*
Tel.: 0800 077 6187
E-Mail:
mark@easywaycumbria.co.uk,
mark@easywaylancashire.co.uk,
mark@easywayliverpool.co.uk,
info@easywaynortheast.co.uk

Leeds, Manchester, Sheffield
> *Rob Groves*
Tel.: 0800 804 6796
E-Mail: info@easywayyorkshire.co.uk, info@easywaymanchester.co.uk

London, Surrey
> *John Dicey, Colleen Dwyer, Crispin Hay, Emma Hudson, Rob Fielding*
Tel.: 020 8944 7761
Fax. 020 8944 8619
E-Mail: mail@allencarr.com

Schottland
Edinburgh, Glasgow
> *Paul Melvin, Jim McCreadie*
Tel.: +44 (0)131 449 7858
E-Mail: info@easywayscotland.co.uk

Southampton
> *John Dicey, Colleen Dwyer, Emma Hudson*
Tel.: 0800 028 7257
E-Mail: info@allencarr.com

HONG KONG
> *Rob Groves*
Tel.: +852 2911 7988
E-Mail: stopsmoking@eventclicks.com

INDIEN
Bangalore, Chennai
> *Suresh Shottam*
Tel.: 080 41603838
E-Mail: info@easywaytostopsmoking.co.in

IRLAND
Dublin, Cork
> *Brenda Sweeney & Team*
Tel.: 01 499 9010 / 1890 ESYWAY (379 929)
E-Mail: info@allencarr.ie

ISLAND
Reykjavik
> *Petur Einarsson*
Tel.: +354 588 7060
E-Mail: easyway@easyway.is

ISRAEL
> *Ramy Romanovsky, Orit Rozen, Kinneret Triffon*
Tel.: 03 6212525
E-Mail: info@allencarr.co.il

ITALIEN
> *Francesca Cesati & Team*
Tel. & Fax: 02 7060 2438
E-Mail: info@easywayitalia.com

JAPAN
www.allencarr.com

KANADA
Montréal/Toronto/Vancouver
> *Damian O'Hara (Englisch) / Rejean Belanger (Französisch)*
Freephone: 1 866 666 4299
Tel.: +1 905 849 7736
E-Mail: info@theeasywaytostop smoking.com

KOLUMBIEN
> *Felipe Sanint Echeverri*
Tel.: +57 3158681043
E-mail: felipesanint@allencarr colombia.com

LETTLAND
> *Anatolijs Ivanovs*
Tel.: +371 67 27 22 25
E-Mail: info@allencarr.lv

LITAUEN
> *Evaldas Zvirblis*
Tel.: +370 694 29591
E-Mail: info@mestirukyti.eu

MAURITIUS
> *Heidi Hoareau*
Tel.: +230 5727 5103
E-Mail: info@allencarr.mu

MEXIKO
> *Jorge Davo, Mario Campuzano Otero*
Tel.: +52 55 2623 0631
E-Mail: info@allencarr-mexico.com

NEUSEELAND
Auckland
> *Vickie Macrae*
Tel.: 09 817 5396
E-Mail: vickie@easywaynz.co.nz

Christchurch
> *Laurence Cooke*
Tel.: +0800-327992
E-Mail: laurence@easywaysouth island.co.nz

NIEDERLANDE
Allen Carr's Easyway
«stoppen met roken"
Tel.: +31 53 478 43 62 /
+31 900 786 77 37
E-Mail: info@allencarr.nl

NORWEGEN
Oslo
> *René Adde*
Tel.: +47 93 20 09 11
E-Mail: post@easyway-norge.no

ÖSTERREICH
> *Erich Kellermann & Team*
Freephone: 0800 728 2436
E-Mail: info@allen-carr.at

PERU
Lima
> *Luis Loranca*
Tel.: +511 637 7310
E-Mail: lloranca@dejardefumaral toque.com

POLEN
> *Anna Kabat*
Tel.: +48 (0)22 621 3611
E-Mail: info@allen-carr.pl

PORTUGAL
Porto
> *Ria Slof*
Tel.: +351 22 995 8698
E-Mail: info@comodeixardefumar.com

RUMÄNIEN
> *Diana Vasiliu*
Tel.: +40 (0) 7321 3 8383
E-Mail: raspunsuri@allencarr.ro

RUSSLAND
Moskau
> *Fomin Alexander*
Tel.: +7 495 644 64 26
E-Mail: info@allencarrmoskow.ru

St. Petersburg
www.allencarr.com

SCHWEDEN
Göteborg, Malmö
Göteborg Tel.: + 46 (0)8 24 01 00
Malmö Tel.: + 46 (0)40 30 24 00
E-Mail: info@allencarr.nu

Stockholm
> *Christofer Elde*
Tel.: 0735 000 123
E-Mail: info@allencarr.se

SCHWEIZ
> *Cyrill Argast & Team*
Freephone: 0800 728 2436
Tel. (rom. & ital.): 0800 386 387
E-mail: info@allen-carr.ch

SERBIEN
Belgrad
>*Milos Rakovic*
Tel.: 011 308 8686
E-Mail: milos.rakovic@allencarr.co.rs / office@allencarr.co.rs

SINGAPUR
> *Pam Oei*
Tel.: +65 6329 9660
E-Mail: pam@allencarr.com.sg

SLOWENIEN
www.allencarr.com

SPANIEN

Madrid

> *Lola Camacho*

Tel.: +34 91 6296030

E-mail: info@dejardefumar.org

www.allencarr.com

Marbella

> *Charles Holdsworth Hunt*

Seminare in englischer Sprache

Tel.: +44 8656 187306

E-Mail: stopsmoking@easyway marbella.com

SÜDAFRIKA

Helpline: 0861 100 200

Kapstadt

> *Dr. Charles Nel, Malcolm Robinson & Team*

Tel.: 021 851 5883 / Mobile: 083 600 5555

E-Mail: easyway@allencarr.co.za

TÜRKEI

> *Emre Ustunucar*

Tel.: +90 212 358 5307

E-Mail: info@allencarrturkiye.com

UKRAINE

Krim, Simferopol

> *Yuri Zhvakolyuk*

Tel.: +38 095 781 8180

E-Mail: zhvakolyuk@gmail.com

Kiew

> *Kirill Stekhin*

Tel.: +38 044 353 2934

E-Mail: kirill@allencarr.kiev.ua

UNGARN

> *Gabor Szasz, Gyorgy Domjan*

Tel.: +36 06 80 624 426 / +36 20 580 9244

E-Mail: szasz.gabor@allencarr.hu

USA

Freephone: 1 866 666 4299

> *Damian O'Hara, Colleen Curran*

Tel.: 212 – 330 9194

E-Mail: info@theeasywaytostop smoking.com

Seminare finden regelmäßig in New York, Los Angeles, Denver und Houston statt. Firmenprogramme werden im ganzen Land angeboten.

Postanschrift: 1133 Broadway, Suite 706, New York, NY 10010

ZYPERN

> *Kyriacos Michaelides*

Tel.: +35 7777 7830

E-Mail: info@allencarr.com.cy